写给中国儿童的百科全书

中国儿童
人体百科全书

刘鹤 著

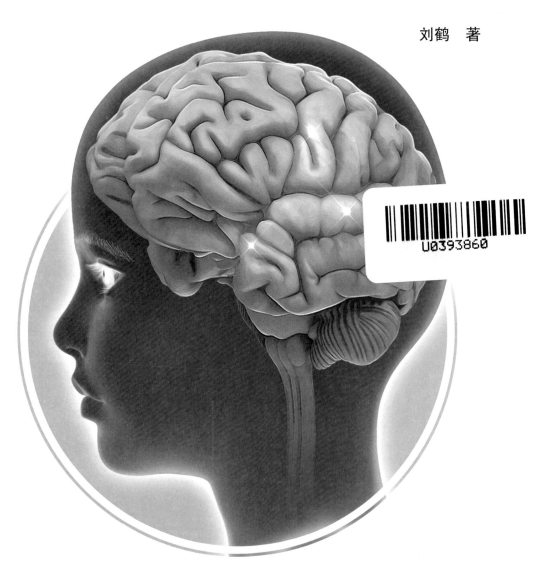

◎ 山东科学技术出版社
· 济南 ·

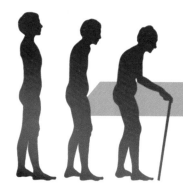

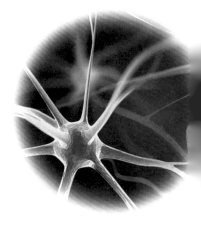

目录 CONTENTS

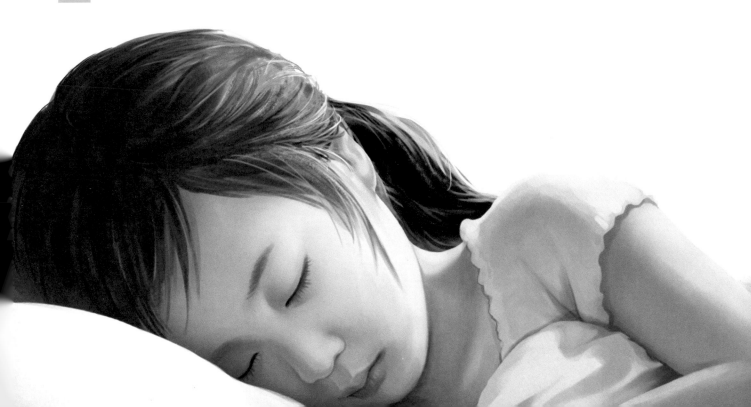

人体是由什么组成的？

我们的身体，是由无数个细胞构成的。不同的细胞，分别构成了眼、耳、肝、胆等器官，这些器官又构成了不同的身体系统。这些身体系统在大脑的指挥下，有序地工作着，组成了一个完整、健康的人体。

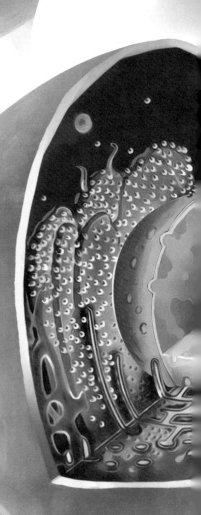

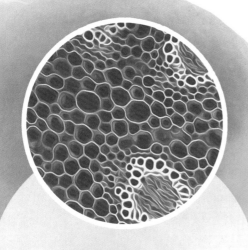

人的大脑里有多少个细胞？

人的大脑里大约有几百亿个细胞，但其中大多数的细胞都处在休眠状态。

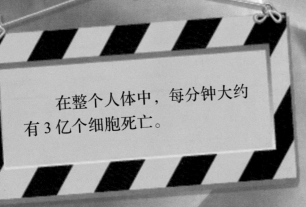

在整个人体中，每分钟大约有 3 亿个细胞死亡。

什么是细胞核？

细胞核是调节细胞生命活动，控制分裂、分化的遗传控制中心。

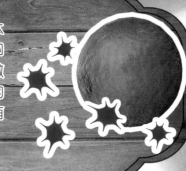

人体细胞中，体积最大的是成熟的卵细胞，直径在200微米左右；体积最小的是血小板，直径只有约2微米。

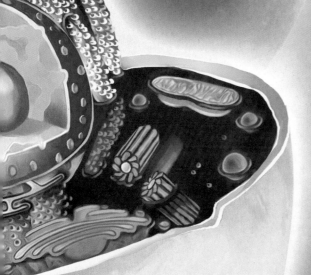

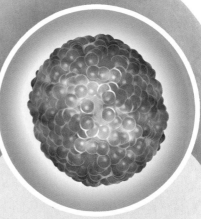

为什么我们看不见细胞？

因为细胞是一种非常微小的物体，用显微镜才能看见。

基因是什么？

基因是带有遗传信息的DNA片段。

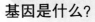

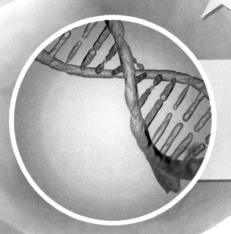

基因有什么作用？

生物体的生、长、衰、病、老、死等一切生命现象都与基因有关。

我们从哪里来？

爸爸和妈妈结婚后，就会想要生一个小宝宝。爸爸身体里的精子和妈妈身体里的卵子遇到一起会结合成一个受精卵，住在妈妈的子宫里。妈妈通过脐带把营养输送给受精卵，慢慢地，受精卵就发育成一个小胎儿。

胎儿什么时候出生呢？

当妈妈肚子里的胎儿越长越大，子宫快装不下的时候，胎儿就要出生了。

胎儿出生后不到10分钟就能看见妈妈的脸。

胎儿能分辨食物的味道吗？

能。6个月时，胎儿就能分辨出苦味、甜味和酸味。

胎儿什么时候有触觉？

妈妈的子宫很黑暗，所以胎儿的触觉出现得很早。

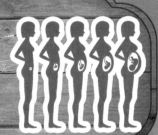

胎儿从受精卵发育到出生的全过程大约需要 280 天，也就是 40 周。

妈妈肚子里的胎儿能听见声音吗？

能。在 32 周到 35 周时，胎儿的听觉就变得很敏锐了。

胎儿能感受到妈妈的情绪吗？

能。当妈妈心情烦躁时，胎儿也会焦躁不安。

双胞胎长得都一样吗？

有时我们会遇到两个长得一模一样的小朋友，他们属于同卵双胞胎，是由一个受精卵分裂成的两个独立的个体。也就是说，他们两人的基因是完全相同的，所以会长得很像。

什么是龙凤胎？
龙凤胎就是性别不同的双胞胎。

全世界的双胞胎平均出生率约为 1 : 89。

世界上有三胞胎吗？
有。还有四胞胎和五胞胎。

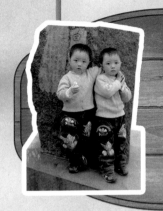

双胞胎有大小之分，且阴道顺产的双胞胎出生的时间间隔一般在15～30分钟。

双胞胎的性别都一样吗？

可能一样，也可能不一样。

异卵双胞胎长得像吗？

异卵双胞胎是两个卵子分别和两个精子结合的结果，所以不会长得很像。

双胞胎有几种类型？

两种。当一个受精卵分裂成两个相同的胚胎，就是同卵双生；如果是卵巢里释放两个卵细胞形成的胚胎，就是异卵双生。

为什么会有男孩和女孩的不同?

我们每个人的生命都来自一个细胞,这个细胞是由爸爸的精子和妈妈的卵子结合成的。细胞里有一对决定性别的染色体,如果这对染色体是 XY 结构的,就是男孩;如果染色体是 XX 结构的,就是女孩。

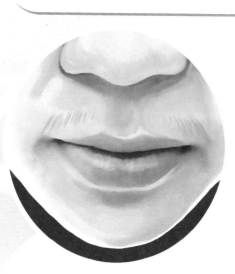

男孩什么时候会长胡子?

到了青春期,男孩的睾丸增大,睾酮增多,就会长胡子。

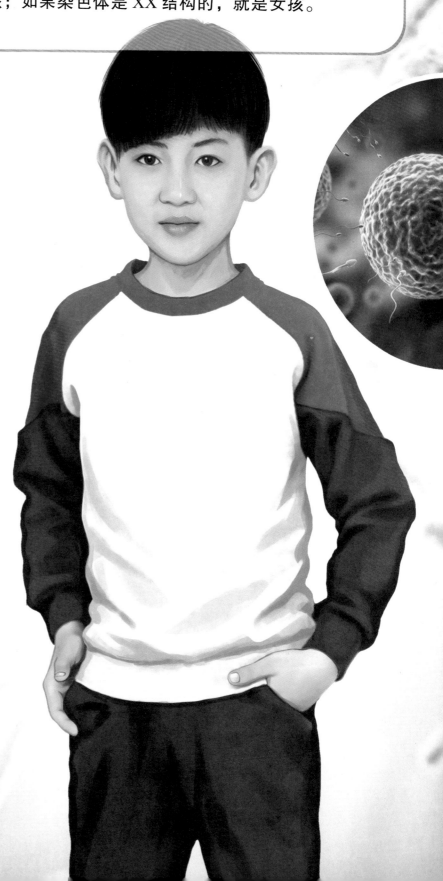

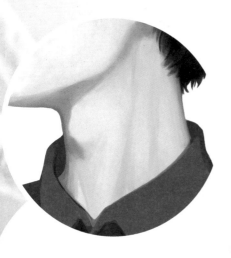

男孩为什么会长喉结?

男孩和女孩都有喉结。但男孩体内有一种雄性激素,会让喉结变得明显。

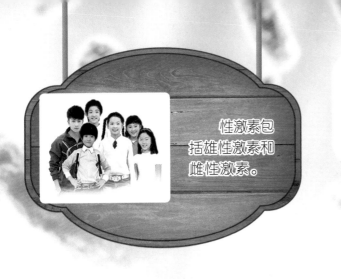

性激素包括雄性激素和雌性激素。

为什么大部分男孩比女孩个子高？

因为男孩的发育期长，而且男孩在发育期内骨骼增长量大于女孩，所以大部分男孩比女孩个子高。

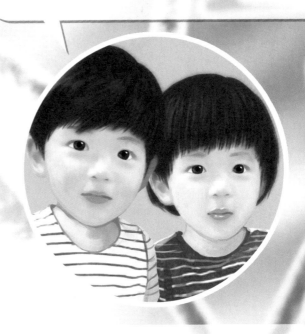

为什么大部分女孩的性格较男孩平和？

因为雌性激素使女孩的性格相较男孩而言更平和、温柔。

为什么一般男孩比女孩的力气大？

通常情况下，男孩的肌肉占体重的比例比女孩大，所以一般男孩比女孩的力气大。

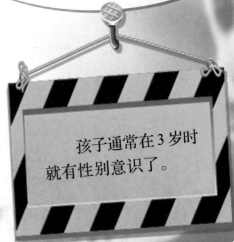

孩子通常在3岁时就有性别意识了。

为什么爸爸会长胡子？

爸爸的脸上长着毛茸茸的胡子，妈妈却没有，这是因为在爸爸的身体里，有一种叫作雄性激素的东西，它能使毛发变得又黑又粗。

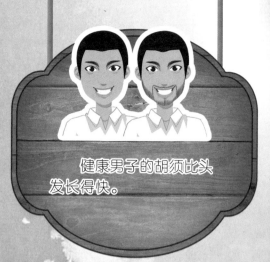

健康男子的胡须比头发长得快。

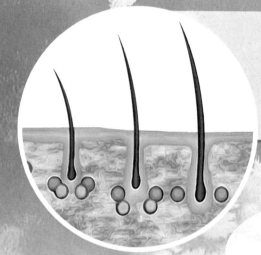

胡子比头发长得快吗？

是的。因为长胡子部位的血管分布得比头发根部的密集，更容易得到养分。

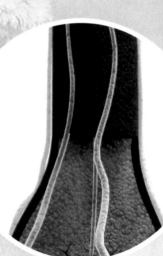

为什么妈妈不会长胡子？

因为妈妈的身体里雌性激素较多，雄性激素较少，所以不会长出胡子来。

为什么有的女生也会长"胡子"？

有些处在青春期的女生嘴边的汗毛会比较重，那可不是胡子，过了青春期就会消失。

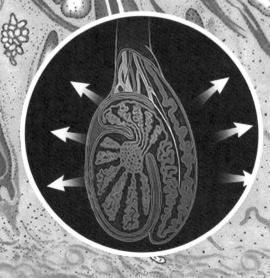

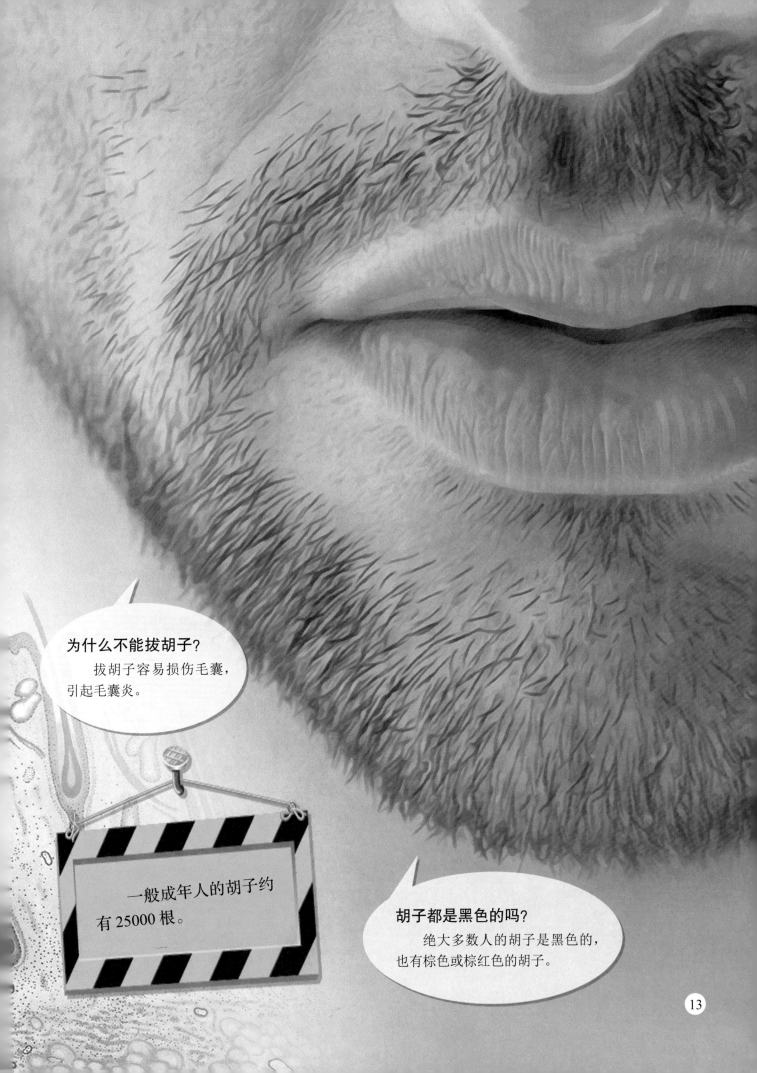

为什么不能拔胡子？

拔胡子容易损伤毛囊，引起毛囊炎。

一般成年人的胡子约有 25000 根。

胡子都是黑色的吗？

绝大多数人的胡子是黑色的，也有棕色或棕红色的胡子。

为什么大脑越用越灵活？

人们常说"生命在于运动"，大脑也是一样的。经常用脑的人，脑神经细胞会得到更好的锻炼，能够使大脑更加发达，避免大脑衰老。而懒于用脑的人，大脑缺少刺激，很容易早早衰老。

什么是大脑？

大脑是神经系统最高级的部分，由左、右两个大脑半球组成。

为什么大脑能记住事情？

人看到或听到的信息会变成一种信号，刺激大脑的神经细胞，在大脑中留下印象。

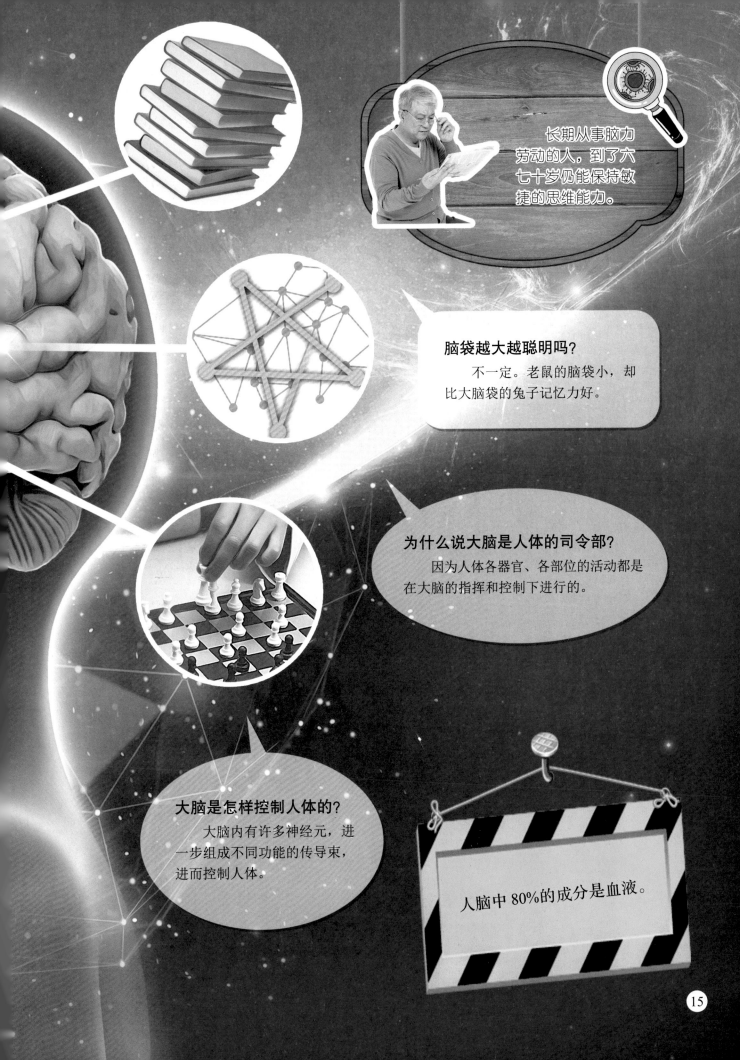

长期从事脑力劳动的人，到了六七十岁仍能保持敏捷的思维能力。

脑袋越大越聪明吗?

不一定。老鼠的脑袋小，却比大脑袋的兔子记忆力好。

为什么说大脑是人体的司令部?

因为人体各器官、各部位的活动都是在大脑的指挥和控制下进行的。

大脑是怎样控制人体的?

大脑内有许多神经元，进一步组成不同功能的传导束，进而控制人体。

人脑中 80% 的成分是血液。

人为什么会做梦？

　　人入睡以后常常会做梦，这是因为人睡着后，有一部分脑细胞仍然在活动，这部分处于兴奋状态的脑细胞会导致梦的产生，所以做梦是一种正常的生理、心理现象。

人一夜能做几次梦？
　　人一夜最多能做 5 ～ 6 次梦，做梦时间一般不会超过 2 小时。

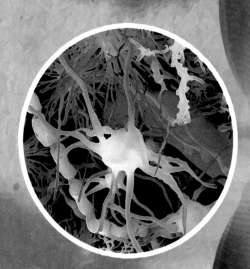

人为什么会做噩梦？
　　当我们有焦虑的情绪、有压力或听了恐怖的故事后，就会做噩梦。

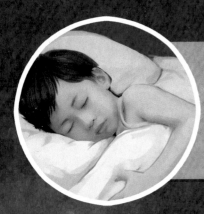

梦有什么用处？

梦可以协调人的心理世界，促使其保持平衡。

做梦的快波睡眠又称"有梦睡眠"，平均一次持续 20 分钟；不做梦的慢波睡眠又叫"无梦睡眠"，一次大约持续 90 分钟。这两种睡眠状态在一夜之中交替进行。

有梦

无梦

睡姿对做梦有影响吗？

有影响。最好的睡觉姿势是右侧卧，它能减轻心脏负担，让我们整晚不做或少做噩梦。

梦中的场景来源于哪里？

梦中的场景大多来源于我们已有的认知和记忆，其中记忆包含的内容有视觉、听觉、触觉和感觉。

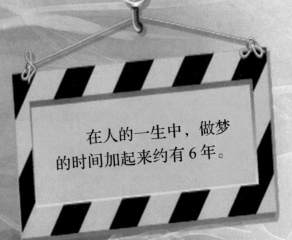

在人的一生中，做梦的时间加起来约有 6 年。

人为什么要睡觉？

　　人的一生中，有将近三分之一的时间都在睡觉。人之所以需要睡觉，主要是为了恢复和保存精力。经过一天的学习和工作，人会感觉到疲劳，需要通过休息来恢复体力，而睡觉就是最有效地消除疲劳、恢复精力的方式。

人为什么要晚上睡觉？
　　根据生物钟的形成，白天便于工作、活动，夜间适合休息、睡眠。

人为什么睡觉时长得更快？
　　因为人体 80%的生长激素在睡眠时分泌，所以睡觉时长得更快。

为什么人吃饱后想睡觉?

吃饱后,消化系统的血流量会增加,大脑血流量会减少,人就觉得想睡觉了。

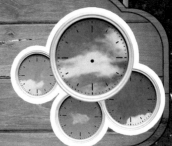

人的最佳睡眠时间为晚上 11 时到第二天 6 时,而晚上 11 时到第二天凌晨 3 时为睡眠黄金时间。

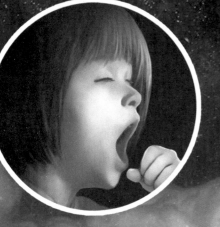

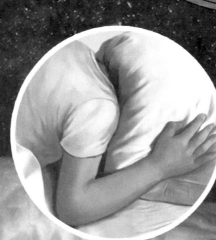

人长时间不睡觉危险吗?

危险。睡眠对于人来说,几乎和食物一样重要。

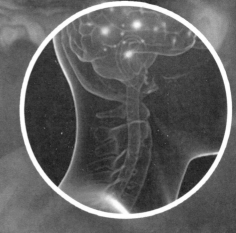

睡觉时为什么不能蒙着头?

蒙头睡觉时,气体交换无法充分进行,会使人缺氧。

如果连续 18 个小时没有睡觉,人类的反应时间将从 0.25 秒变为 0.5 秒,并继续变长。

为什么挠自己的腋窝不觉得痒？

在人体的腋窝处，长有丰富的皮肤感受器，这种皮肤感受器对痒特别敏感。但是，我们挠自己腋窝的时候，大脑会发出不要对这种刺激有反应的警告信号，所以我们不觉得痒。

人为什么会感到痒？
因为人的皮肤中有痒的感受器，能把痒的信息及时传递给脑神经。

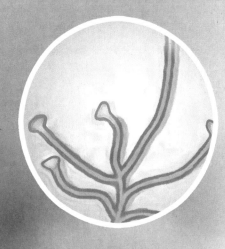

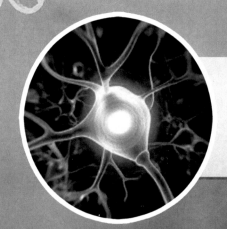

为什么别人挠自己的腋窝特别痒？
腋窝受到外来的干扰时，会非常敏感，因此觉得很痒。

据研究，婴儿在6个月左右就会因腋窝被挠而笑出声来。

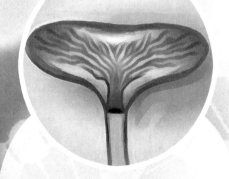

为什么腋窝很爱出汗？
因为腋窝处的汗腺非常丰富，所以很容易出汗。

为什么腋窝会有异味？

因为腋窝处容易出汗，所以会产生异味。

到了青春发育期，无论男女，其腋窝处都会长出腋毛来。腋毛具有一定的保护皮肤的功能。

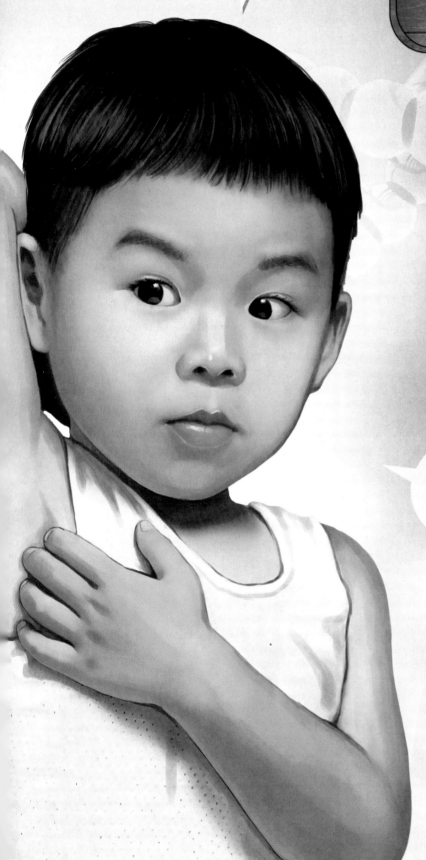

腋窝是人体中最怕痒的地方吗？

人体的腋窝、脚心、耳朵等处，都是对痒很敏感的地方。

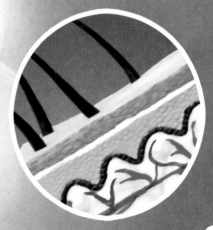

耳朵为什么能听见声音?

耳朵是人体的听觉器官，它里面有一层很薄的鼓膜。当外界的声音进入耳道后，鼓膜就会振动，通过听小骨把声波传给听觉神经，然后传送给大脑，就可以听见声音了。

人的听觉动态范围是多少?

人在无杂音的环境下，听觉动态范围是 10 ～ 140 分贝。

耳朵的结构是什么样的?

耳朵包括外耳、中耳和内耳 3 个部位。

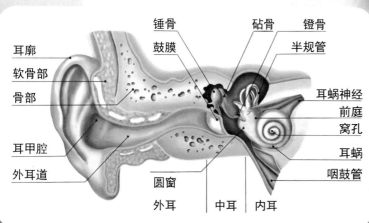

耳廓
软骨部
骨部
耳甲腔
外耳道

锤骨　　砧骨　　镫骨
鼓膜　　　　半规管
　　　　　　耳蜗神经
　　　　　　前庭
　　　　　　窝孔
　　　　　　耳蜗
圆窗　　　　咽鼓管
外耳　　中耳　　内耳

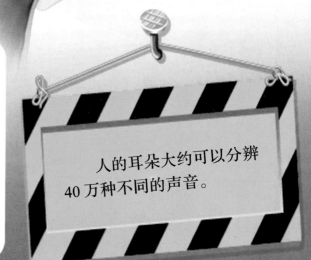

人的耳朵大约可以分辨 40 万种不同的声音。

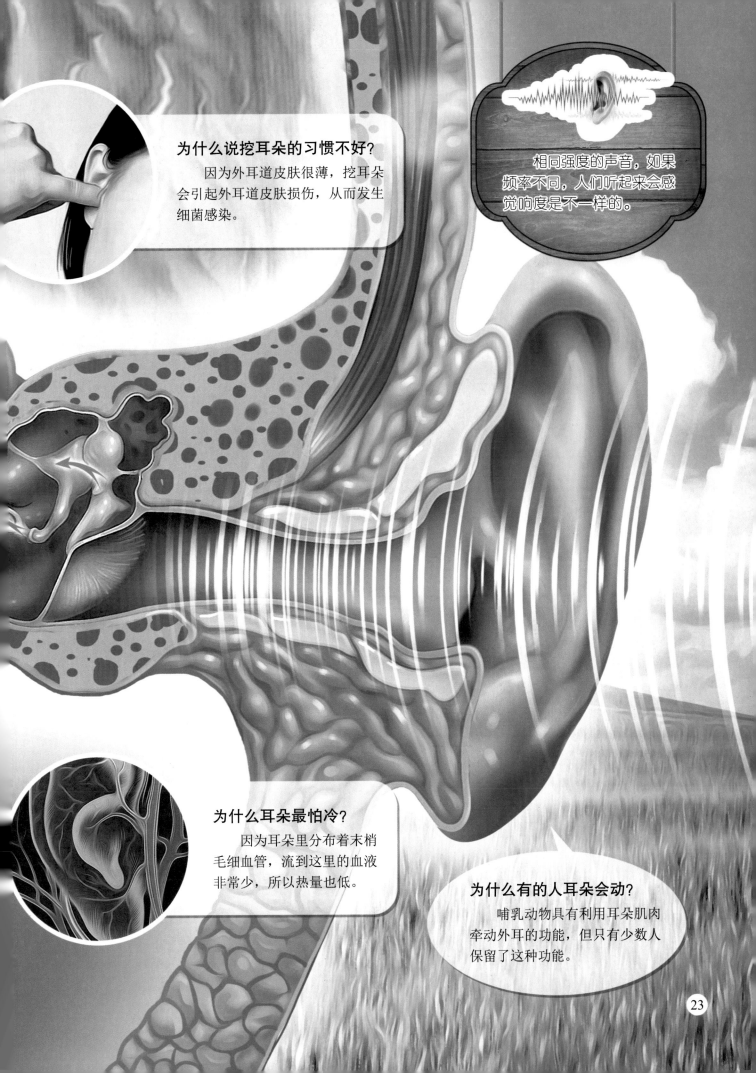

为什么说挖耳朵的习惯不好？

因为外耳道皮肤很薄，挖耳朵会引起外耳道皮肤损伤，从而发生细菌感染。

相同强度的声音，如果频率不同，人们听起来会感觉响度是不一样的。

为什么耳朵最怕冷？

因为耳朵里分布着末梢毛细血管，流到这里的血液非常少，所以热量也低。

为什么有的人耳朵会动？

哺乳动物具有利用耳朵肌肉牵动外耳的功能，但只有少数人保留了这种功能。

舌头为什么能辨别味道？

舌头是靠表面的味蕾辨别味道的。当味蕾接触到进入口腔的食物时，味蕾上的感觉神经就会把感觉到的味道传递给大脑，大脑的味觉中枢再下达味觉反应，这样我们就能分辨出不同的味道了。

不同厚度的舌苔说明了什么？

正常的舌苔是薄薄的一层白色，舌苔太厚可能是肠胃消化不良引起的。

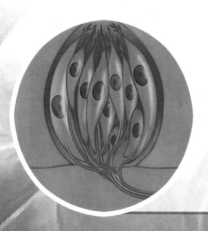

辣也是味觉吗？

辣不是味觉，而是一种痛觉。吃辣通常会使得大量的辣椒素进入口腔，并作用于痛觉纤维的受体蛋白，激活其受体蛋白，刺激痛觉传导的神经通路，引起辣的感觉。

味蕾能感觉到什么味道？

味蕾所感受的味觉分为酸、甜、苦、咸 4 种，其余都是混合味觉。

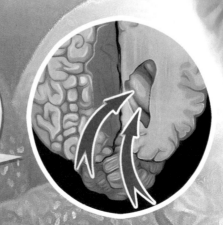

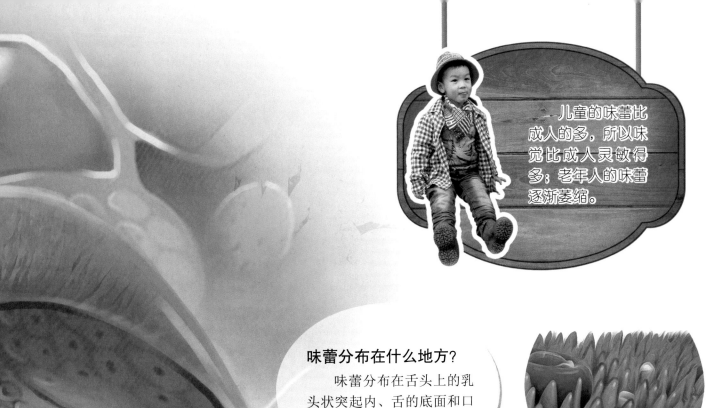

味蕾分布在什么地方？

味蕾分布在舌头上的乳头状突起内、舌的底面和口腔内咽部、软腭等处。

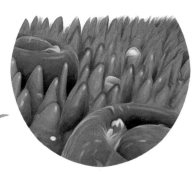

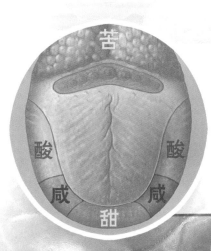

苦

酸 酸

咸 咸

甜

舌头的不同部位感受的味道一样吗？

不一样。舌边前部对咸敏感，舌边后部对酸敏感，舌根对苦的感受性最强，舌尖对甜敏感。

人类的舌头从口咽到尖端的平均长度为 10 厘米。

为什么人害羞时脸会红？

当我们感到害羞时，眼睛和耳朵会立刻把消息传给大脑，大脑接收到信息，就会刺激肾上腺。肾上腺受到刺激，会分泌出少量肾上腺素，促使脸部皮肤下面的毛细血管扩张，血管一扩张，流到脸上的血液增多，脸就变红了。

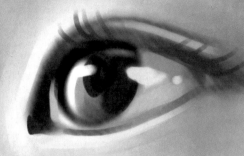

怎样克服害羞心理呢？
　　要增强自信心，多在公共场合锻炼自己。

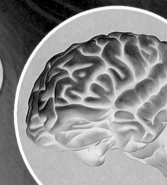

紧张时我们也会脸红吗？
　　是的。当我们感到紧张的时候，也会自然地脸红。

为什么愤怒时脸也会变红？
　　因为当人极度愤怒时，肾上腺也会大量分泌肾上腺素，所以脸会红一阵白一阵。

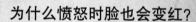

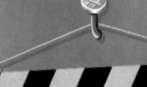

　　紧张的时候，我们可以多做几次深呼吸，让自己放松下来。

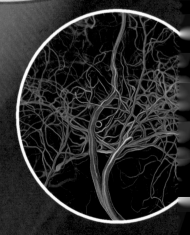

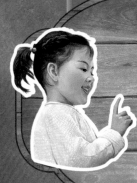

英国生物学家达尔文在《物种起源》写道："脸红，是最独特和最具人类特征的表情。"

脸部什么时候会变得苍白？

当我们受到惊吓或心情低落时，脸部会变得苍白。

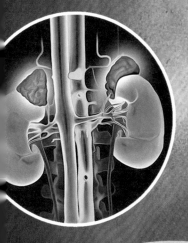

为什么有的人喝了酒会脸红？

因为酒精能使交感神经兴奋，使血管扩张，所以会脸红。

人为什么要眨眼？

眨眼是眼睛自我保护能力的体现，它可以清洁和湿润眼球、阻挡风沙和小飞虫的接近，还可以帮助眼睛进行短时间的休息。所以，人总是会不停地眨眼睛。

眼睛为什么能看见东西？

眼睛把光投射到视网膜成像，光线被转化成信号通过视神经传递到大脑，就能看见东西了。

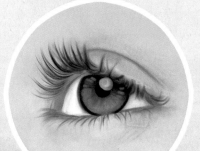

眼睛的颜色是怎么形成的？

眼睛虹膜中色素量最多的形成黑眼睛，少一点儿的形成褐色眼睛，最少的形成蓝眼睛。

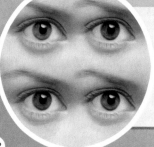

眼睛也有不同的颜色吗？

是的。黄种人和黑种人的眼睛大多是黑色的，白种人有蓝色、绿色、褐色等不同颜色的眼睛。

为什么有的人眼睛会散光？

如果眼睛角膜的屈光度发生改变，变得凹凸不平，就会发生散光。

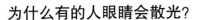

眼睛是人类感觉器官中最重要的器官，大脑中约有80%的知识都是通过眼睛获取的。

为什么不能用脏手揉眼睛？

因为用脏手揉眼睛，会把病菌带进眼里，引起眼睛发炎。

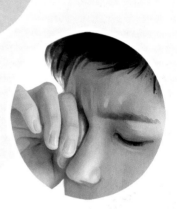

正常人每分钟要眨眼10～20次，不算睡眠时间，一天大约要眨眼1万次。

人在哭的时候为什么会流泪？

我们在伤心哭泣时，常常会泪流满面。原来，在我们的眼眶外上方，有一个叫作泪腺的器官，它能源源不断地产生眼泪。当我们伤心时，交感神经会兴奋，促使泪腺大量分泌眼泪，这样眼泪就会流出来了。

为什么切洋葱会让人流泪？

切洋葱时，洋葱中的蒜氨酶和氨基酸发生反应，产生一种刺激性的气体散发到空气中，刺痛眼睛导致流泪。

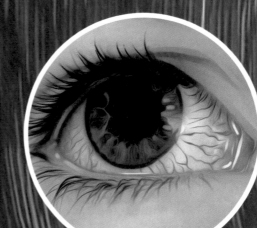

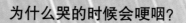

大哭后为什么眼睛会肿？

人大哭时，眼周围血管因为扩张，眼睛就会肿起来。

为什么哭的时候会哽咽？

人在哭的时候如果来不及换气，就会哽咽。

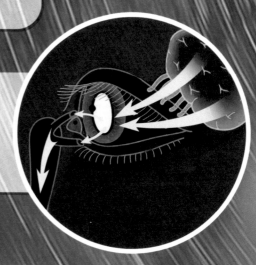

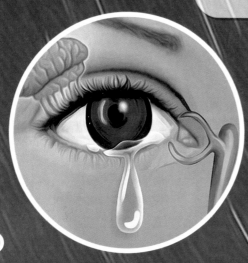

为什么高兴的时候也会流泪？

人们高兴激动时，也会引起交感神经兴奋，使眼泪流出。

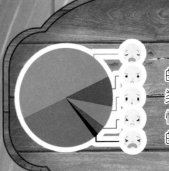

纵观地球上的所有物种，人类是唯一会因为情绪波动而哭泣的物种。

眼泪有什么用处？
　　眼泪能冲刷掉进入眼里的灰尘，还能润滑眼球。

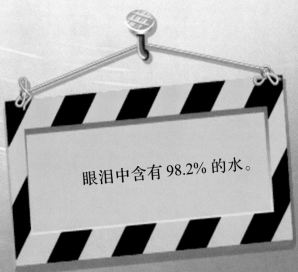

眼泪中含有 98.2% 的水。

天冷时人为什么会起鸡皮疙瘩？

当我们的身体感到寒冷时，皮肤下面的感觉细胞就会将这一信息告诉大脑。大脑会命令汗毛孔和汗毛下面的竖毛肌立刻收缩，于是，汗毛就会竖立起来，同时皮肤的表面也会凸出一个个小疙瘩。

皮肤有什么用处？
皮肤可以保护体内组织和器官免受外界的刺激和损害。

为什么要经常清洁皮肤？
因为清洁皮肤能够去除多余油脂、污物，促进血液循环。

最厚的皮肤在足底部，厚度达4毫米；眼皮上的皮肤最薄，只有不到1毫米。

皮肤也是感觉器官吗？
是的。皮肤能够感受体外环境发生的各种变化，使人了解周围的环境。

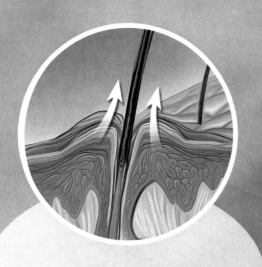

一个成年人的皮肤展开面积约为2平方米。

为什么说皮肤是人体最大的器官?

皮肤覆盖了我们的全身,是人体面积最大的器官。

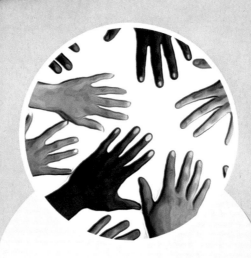

为什么人有不同的肤色?

因为皮肤的颜色由皮肤内黑色素的多少决定。黑色素数量的不同,导致形成了不同的肤色。

为什么热了身体会出汗？

天气热的时候，稍微一动弹，身体就会出汗。不用担心，这是一种正常的生理现象。我们身体上长着很多汗腺，当气温或体温升高时，人体通过这些汗腺蒸发出来的水分就是汗液。

进行剧烈运动或在高温环境中工作的人，每小时可排汗 1000 ～ 3000 毫升。

汗液里都是水分吗?

不都是。汗液里水分占 99% 以上，其余是少量尿素、氯化钠、氯化钾等。

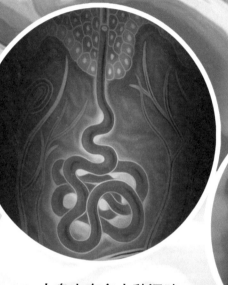

人身上有多少种汗腺?

有两种。分别是分布在腋窝等处的大汗腺和遍布全身的小汗腺。

为什么大量出汗后要及时补水?

因为大量出汗后身体缺少水分，如果不及时补水将导致脱水，影响健康。

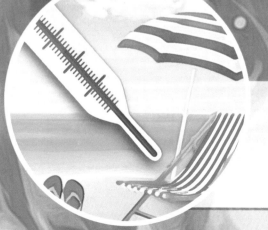

为什么夏天出汗多?

因为人体平时依靠皮肤散热，夏天温度高，汗腺会分泌更多的汗水，带走体内的热量。

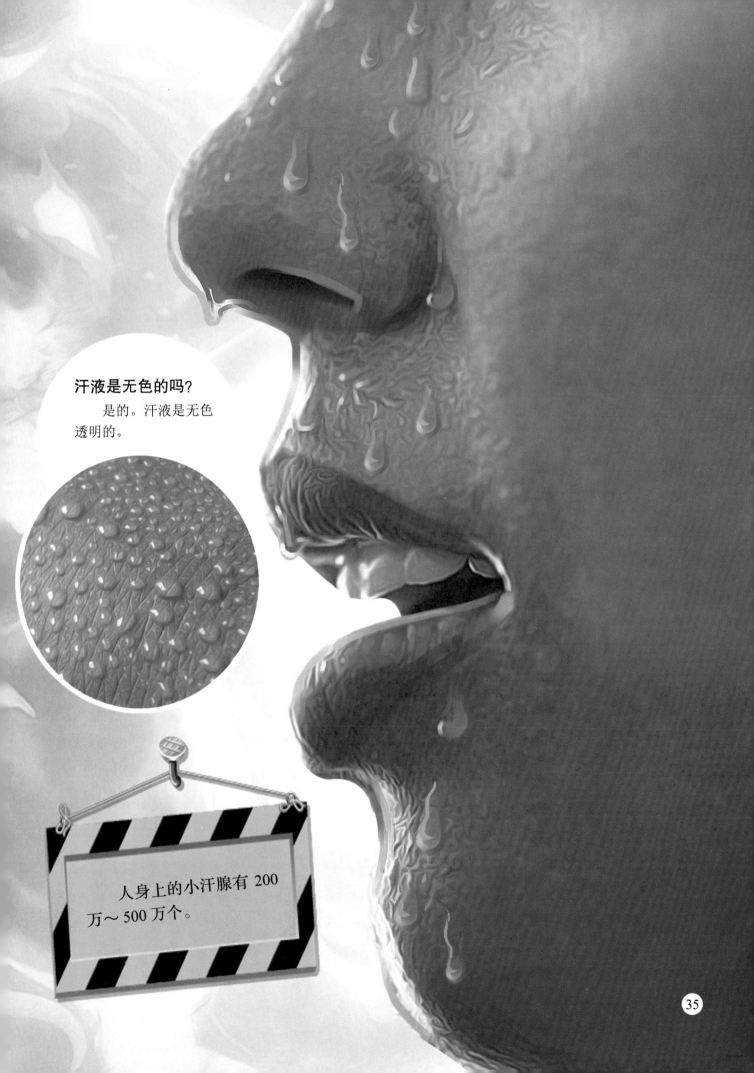

汗液是无色的吗?

　　是的。汗液是无色透明的。

人身上的小汗腺有 200 万～ 500 万个。

小孩子为什么不要擦口红？

　　嘴唇是脸部最敏感的地方，特别是小孩子的嘴唇上的皮肤非常娇嫩。如果小孩子学妈妈擦口红，既容易引起皮肤过敏，也容易擦破嘴唇皮肤。

嘴唇为什么是红色的？
　　因为嘴唇上的血管特别多，而且嘴唇的皮肤是透明的，能透出血液的颜色，所以嘴唇看起来是红色的。

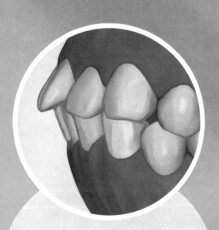

咬嘴唇为什么不好？
　　因为咬嘴唇会使牙齿往外突出。咬嘴唇是一种坏习惯。

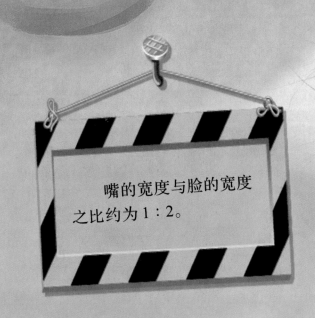

嘴的宽度与脸的宽度之比约为 1：2。

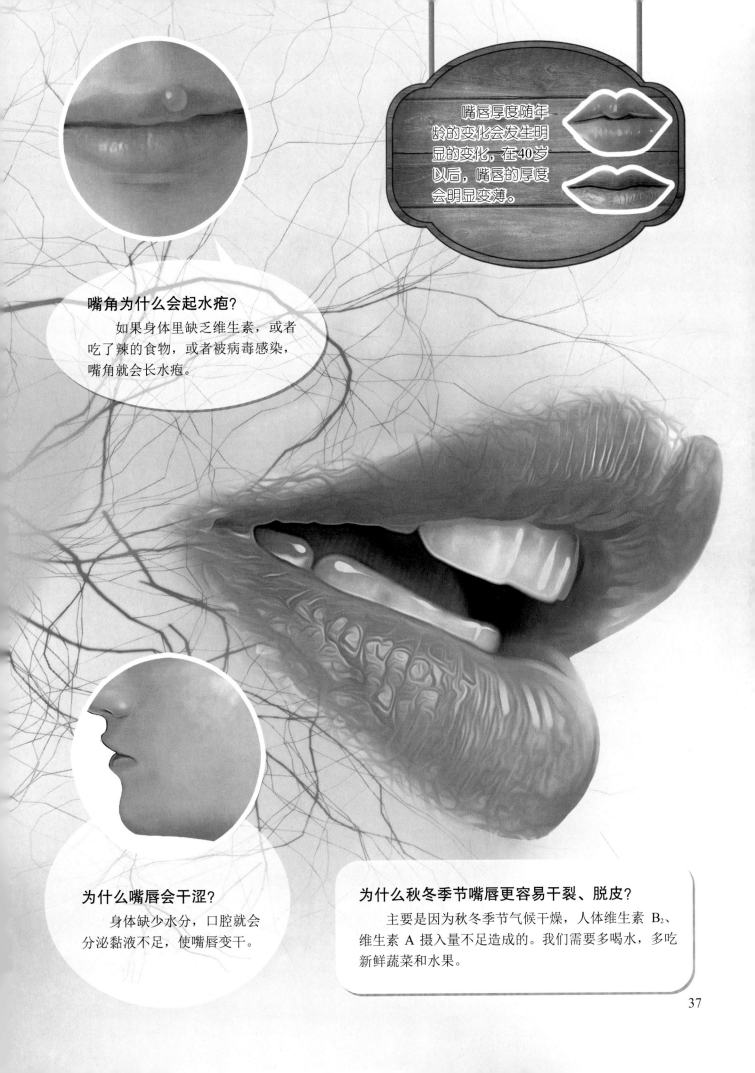

嘴唇厚度随年龄的变化会发生明显的变化，在40岁以后，嘴唇的厚度会明显变薄。

嘴角为什么会起水疱？

如果身体里缺乏维生素，或者吃了辣的食物，或者被病毒感染，嘴角就会长水疱。

为什么嘴唇会干涩？

身体缺少水分，口腔就会分泌黏液不足，使嘴唇变干。

为什么秋冬季节嘴唇更容易干裂、脱皮？

主要是因为秋冬季节气候干燥，人体维生素 B_2、维生素 A 摄入量不足造成的。我们需要多喝水，多吃新鲜蔬菜和水果。

人为什么需要不停地呼吸？

当我们呼吸时，肺部会吸进大量含有氧气的空气，氧气经过肺部进入血液后，被红细胞输送到全身的细胞里。同时，红细胞也会把二氧化碳送进肺里，通过鼻子或嘴巴呼出去。如果缺少氧气，人体细胞就会死亡，所以人需要不停地呼吸。

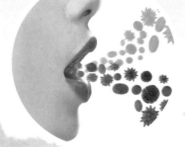

为什么用嘴呼吸对身体不好？

因为用嘴呼吸，会使细菌进入呼吸道，引起咽喉、气管等方面的各种疾病。

深呼吸有什么用？

在情绪紧张的时候，可以通过深呼吸来调节与缓和情绪。

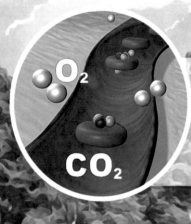

人的呼吸过程是怎样的？

人的呼吸过程包括外呼吸、气体在血液中的运输和内呼吸 3 个环节。

成年女性的肺活量约为 2500～3000 毫升，成年男性的肺活量约为 3500～4000 毫升。

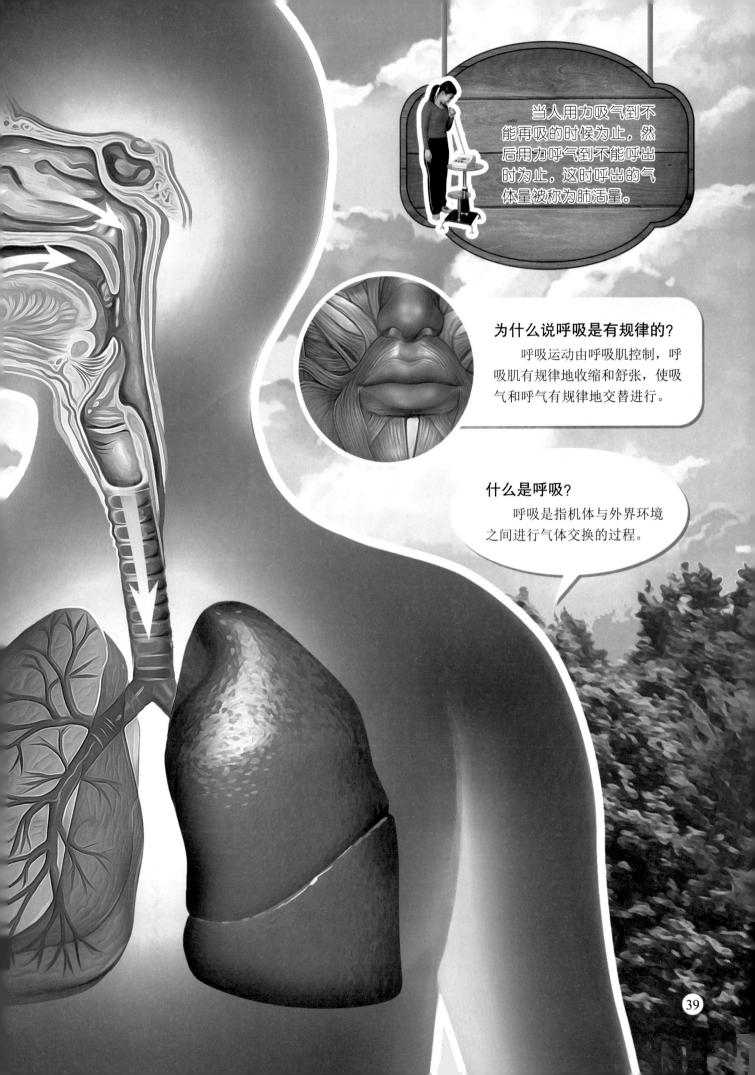

当人用力吸气到不能再吸的时候为止，然后用力呼气到不能呼出时为止，这时呼出的气体量被称为肺活量。

为什么说呼吸是有规律的?

呼吸运动由呼吸肌控制，呼吸肌有规律地收缩和舒张，使吸气和呼气有规律地交替进行。

什么是呼吸?

呼吸是指机体与外界环境之间进行气体交换的过程。

● 为什么心脏会永不疲倦地跳动？ ●

在我们的一生中，心脏会一刻不停地跳动，这是为了保障身体各个器官能得到正常的养分。只有心脏不断地收缩和舒张，一边挤出血液，一边吸入血液，我们的身体才能进行血液循环。

新生婴儿每分钟的心跳次数比成年人多一倍。

谁控制心跳的快慢？

交感神经和迷走神经。交感神经能使心跳变快，迷走神经能使心跳变慢。

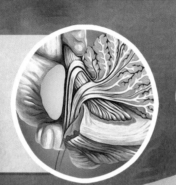

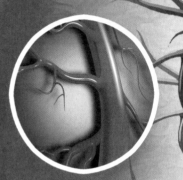

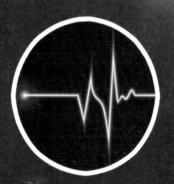

如果按一个人心脏平均每一分钟跳动70次、寿命有70岁计算的话，一个人的一生中，心脏就要跳动将近26亿次。

心脏是怎样进行血液循环的？

心脏跳动一次，就进行了一次收缩和舒张。从一端挤出血液，从另一端吸入血液，这样就进行了一次血液循环。

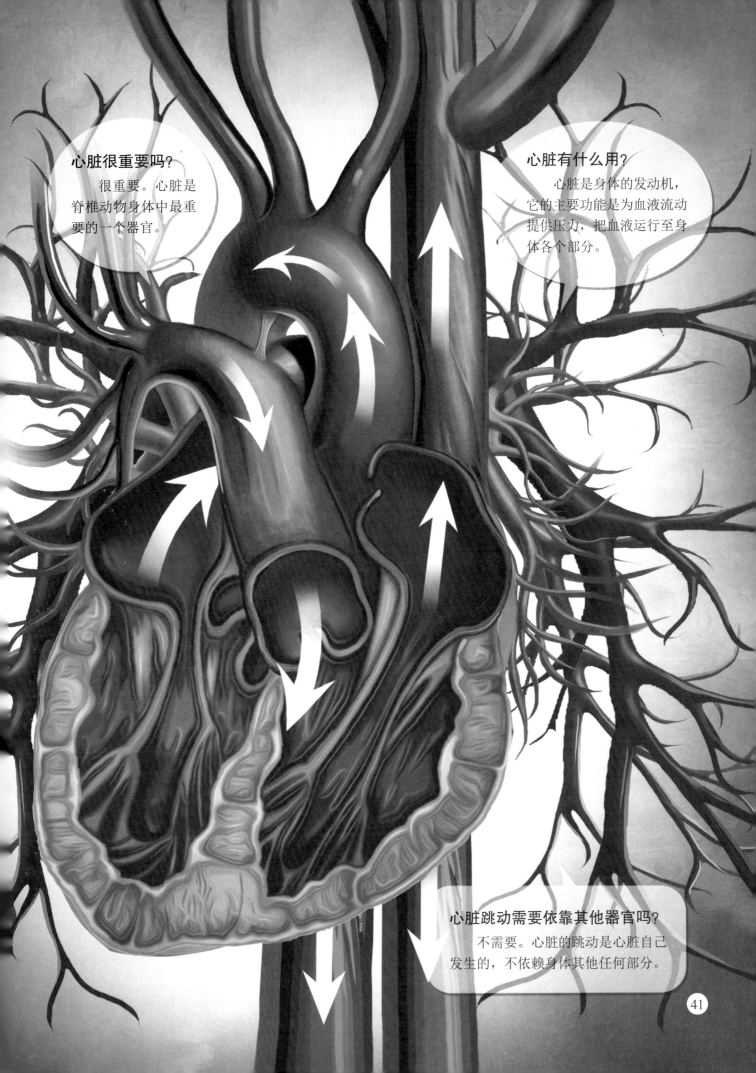

为什么在一天中人的身高会发生变化?

在同一天中，我们早晨和傍晚的身高是不一样的，早上的身高总是要比晚上高一点点。这是因为经过一整天的学习、生活后，全身的关节、韧带都处于紧张和压缩的状态，脊椎骨也紧紧靠在了一起。经过一夜的休息后，脊椎骨放松了一些，身高就会增加一点儿。

身高由什么组成?

身高由头颅、脊柱、骨盆和下肢4部分组成，与身高变化关系最为密切的是脊柱。

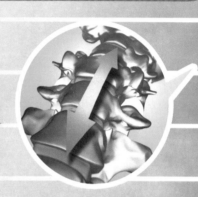

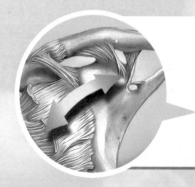

身高什么时候增长最快?

婴儿期（1岁以内）身高增长最快，一年增长约25厘米。青春期为第二个生长高峰，女孩子10岁左右身高增长比较快，男孩子12岁左右身高增长比较快。

骨骼的生长决定了身高吗?

是的。身体的高矮取决于骨骼的生长发育，特别是腿上骨头的长短，对身高起决定性的作用。

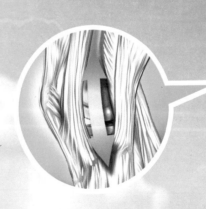

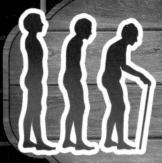

从 40 岁到 90 岁，人体身高会下降 7～9 厘米。通常把人体这一生理变化称为"老缩"。

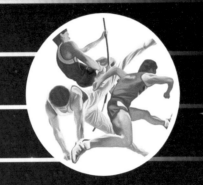

体育运动能帮助长高吗？

能。体育运动能明显地促使身体长高。

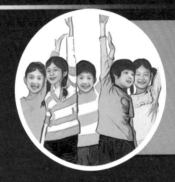

影响身高的因素有哪些？

遗传、营养、体育运动、环境、生活习惯、民族种族……都会影响身高。

现今吉尼斯世界纪录认定的世界最高的人是土耳其男子苏丹·克森，其身高为 2.465 米。

骨骼为什么这么硬？

骨骼是支撑人体形的支架，它比人体的其他器官都要坚硬。骨骼由骨骼组织、骨髓、骨膜、神经、血管和软骨等组成，这些组织既能减轻骨骼的质量，又能保持骨骼的坚硬。

人为什么要有骨骼？

人的骨骼就像一座帐篷的支柱，如果没有骨骼，人体就无法支撑。

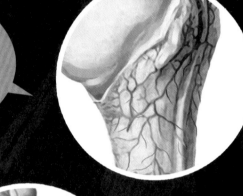

人体内还有尾骨吗？

有的。虽然人体现在不长尾巴了，但依然保留了一块尾骨。

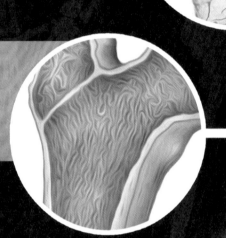

骨骼之间是怎么连接的？

骨与骨之间一般用关节和韧带连接起来。

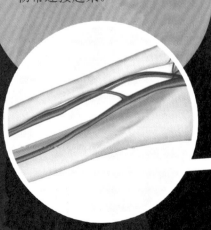

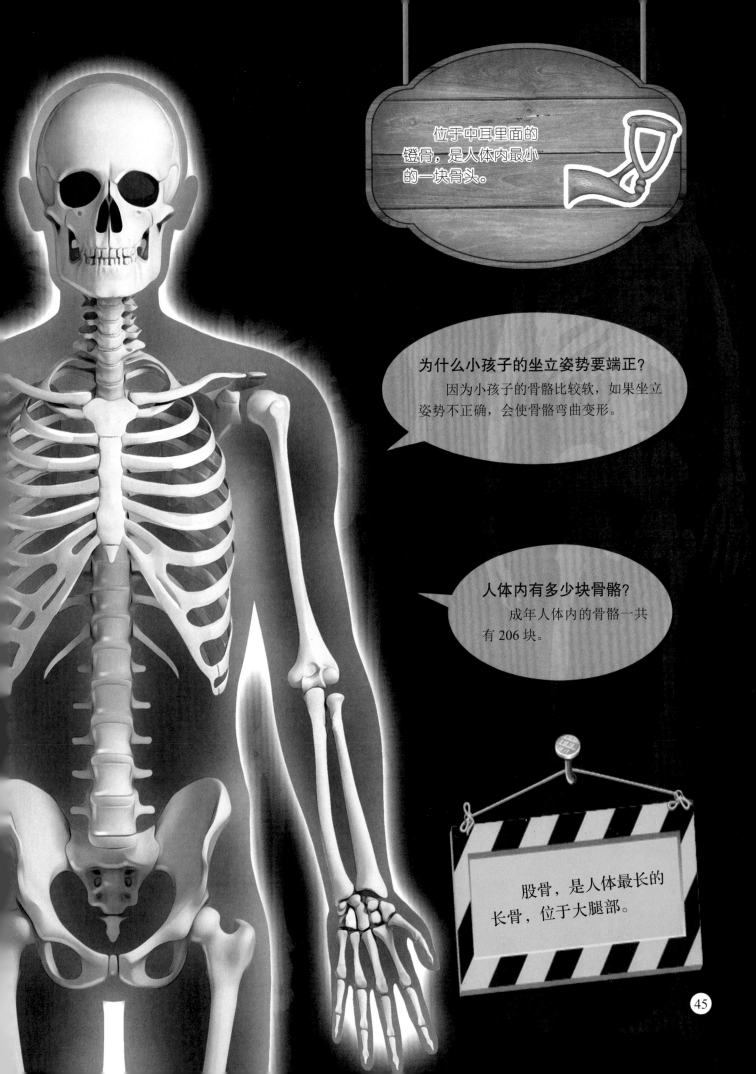

位于中耳里面的镫骨，是人体内最小的一块骨头。

为什么小孩子的坐立姿势要端正？
因为小孩子的骨骼比较软，如果坐立姿势不正确，会使骨骼弯曲变形。

人体内有多少块骨骼？
成年人体内的骨骼一共有206块。

股骨，是人体最长的长骨，位于大腿部。

为什么指甲剪了还会长？

在指甲的根部，有一块白色的区域，叫作甲根，它能够制造角质蛋白细胞。指甲就是由死亡的角质蛋白细胞构成的，由于角质蛋白细胞不断地产生，所以剪了指甲后，指甲还会继续生长。

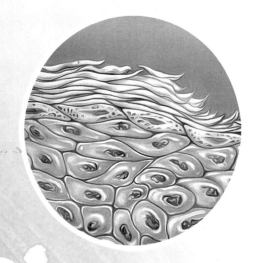

为什么不能把指甲剪得太短？
　　因为指甲剪得太短，会减弱对指尖的保护作用。

为什么要经常剪指甲？
　　因为太长的指甲容易藏污纳垢，还容易折断。

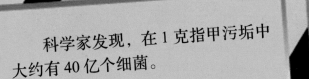

　　科学家发现，在1克指甲污垢中大约有40亿个细菌。

为什么剪指甲不会疼？
　　因为指甲上没有神经细胞，所以感觉不到疼痛。

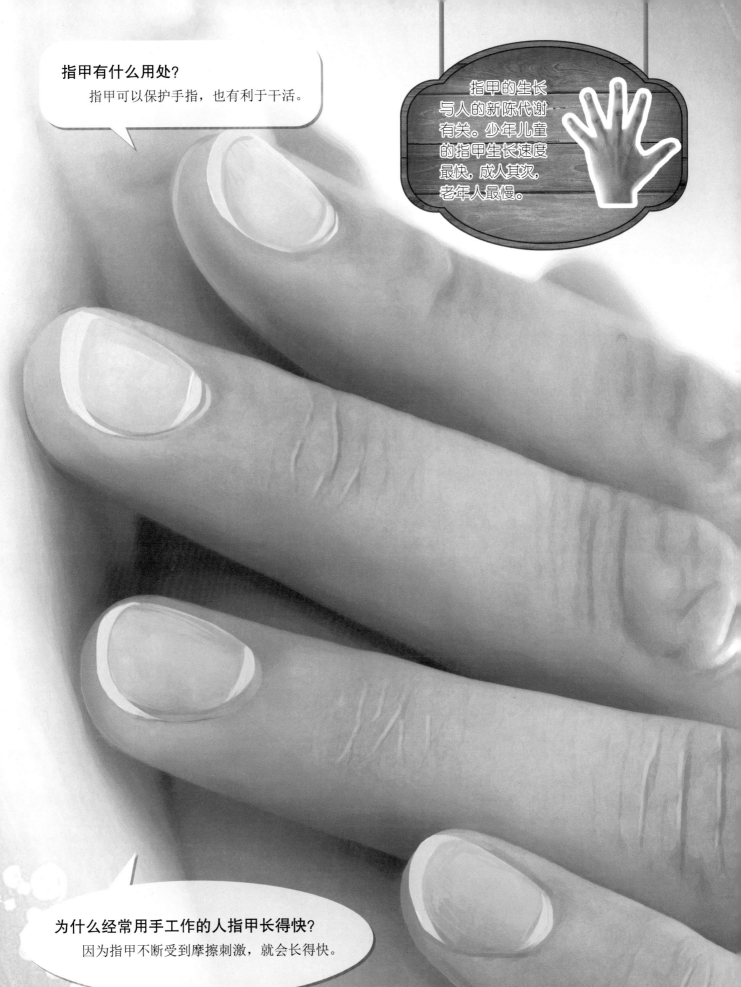

指甲有什么用处？

指甲可以保护手指，也有利于干活。

指甲的生长与人的新陈代谢有关。少年儿童的指甲生长速度最快，成人其次，老年人最慢。

为什么经常用手工作的人指甲长得快？

因为指甲不断受到摩擦刺激，就会长得快。

小孩为什么会换牙？

人的一生要长两次牙。幼儿时期牙床比较小，这时长的牙叫乳牙。长大以后，牙床也会变大，小小的乳牙不能满足生长需要，于是就会换牙，把乳牙换成大颗的恒牙。

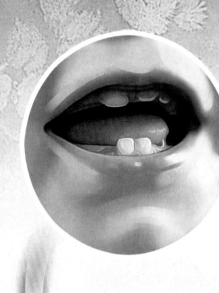

乳牙和恒牙的功能一样吗？

乳牙除了用于咀嚼食物，还能刺激牙床骨发育；恒牙主要用于咀嚼食物。

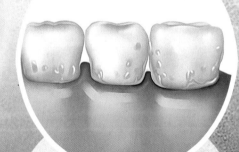

为什么要每天刷牙？

因为每天刷牙可以保持口腔卫生，预防牙病。

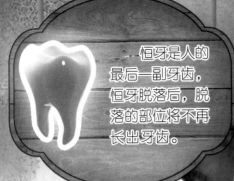

恒牙是人的最后一副牙齿，恒牙脱落后，脱落的部位将不再长出牙齿。

不同的牙齿分别有什么用？

门牙用来切断食物，犬齿撕碎食物，磨牙磨碎食物。

为什么牙齿有不同的形状？

因为牙齿各自担负的工作不一样，所以形状就出现了差别。

为什么会有蛀牙？

如果口腔卫生没做好，细菌就会聚集在牙齿里，对牙齿进行破坏，就会有蛀牙。

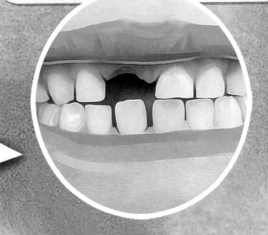

成人的恒牙共有 32 颗，其中 28 颗是基本牙齿，剩下的 4 颗是智齿，有人终生不长智齿。

人为什么不能长生不老?

每个人都希望自己长生不老。但是,人体就像一台精密的机器,使用的时间长了,器官和身体都会逐渐老化。特别像神经细胞、脑细胞等细胞,都是不能再生的,它们死亡之后,就会引起人体的衰老甚至死亡。

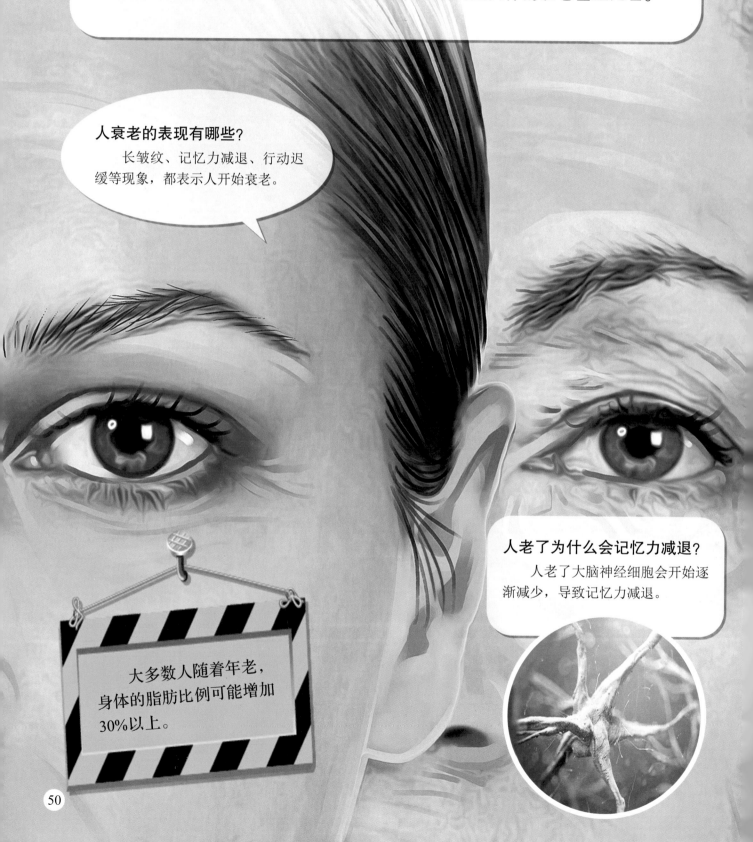

人衰老的表现有哪些?
长皱纹、记忆力减退、行动迟缓等现象,都表示人开始衰老。

人老了为什么会记忆力减退?
人老了大脑神经细胞会开始逐渐减少,导致记忆力减退。

大多数人随着年老,身体的脂肪比例可能增加30%以上。

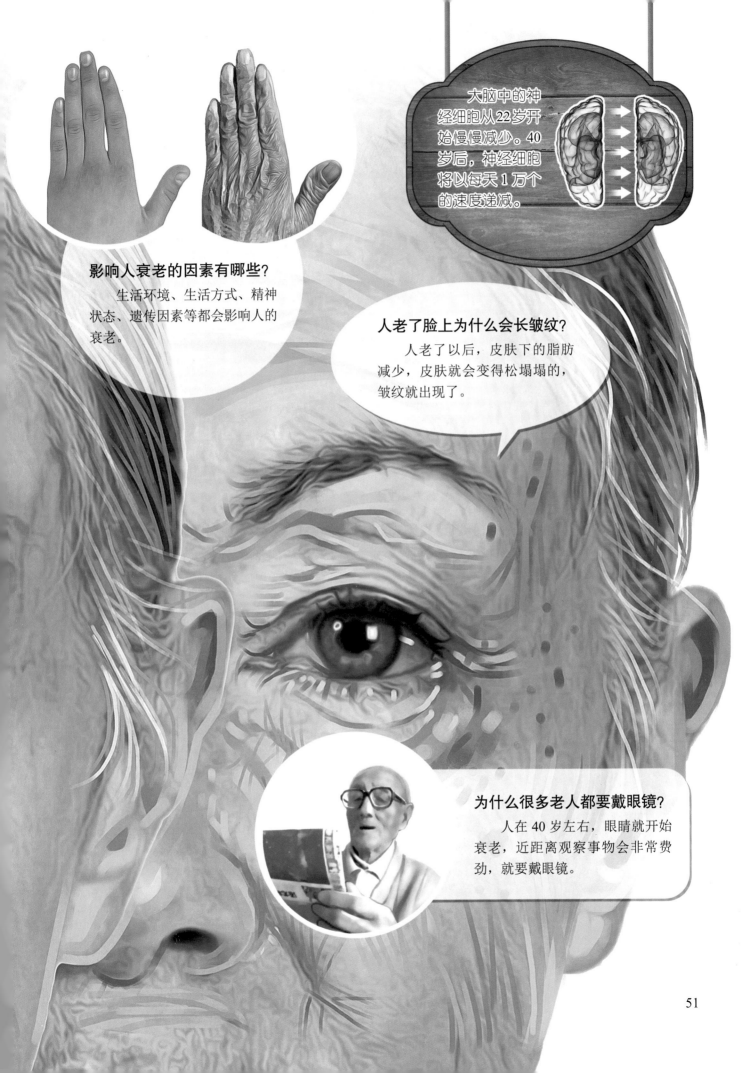

大脑中的神经细胞从22岁开始慢慢减少。40岁后，神经细胞将以每天1万个的速度递减。

影响人衰老的因素有哪些?

生活环境、生活方式、精神状态、遗传因素等都会影响人的衰老。

人老了脸上为什么会长皱纹?

人老了以后，皮肤下的脂肪减少，皮肤就会变得松塌塌的，皱纹就出现了。

为什么很多老人都要戴眼镜?

人在 40 岁左右，眼睛就开始衰老，近距离观察事物会非常费劲，就要戴眼镜。

● 为什么头发会变白？●

年轻人的头发都是乌黑的，而老年人则是一头白发。这是因为头发中含有一种黑色素，黑色素越多，头发就越黑。当人体衰老后，黑色素慢慢减少，头发就会变白。

白种人的头发多数是棕色或淡黄色；黑种人的头发多数是深褐色；黄种人的头发较多为黑色。

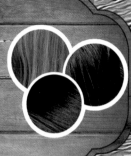

为什么会有不同颜色的头发？

因为头发的颜色是由色素决定的，一种色素呈现黑色或浅褐色，另一种产生金色或棕色。

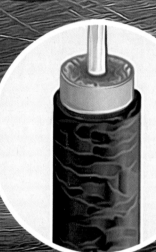

为什么人会长头发？

人类祖先身上长满了毛，因头发能对头部进行保护，便在进化过程中保留了下来。

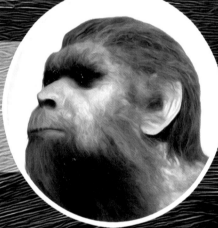

正常人体的头发大约有 10 万根。

为什么头发有自然卷？

因为头发是从头皮的发囊里长出的，发囊的形状决定了头发是直的还是卷曲的。

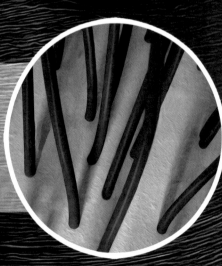

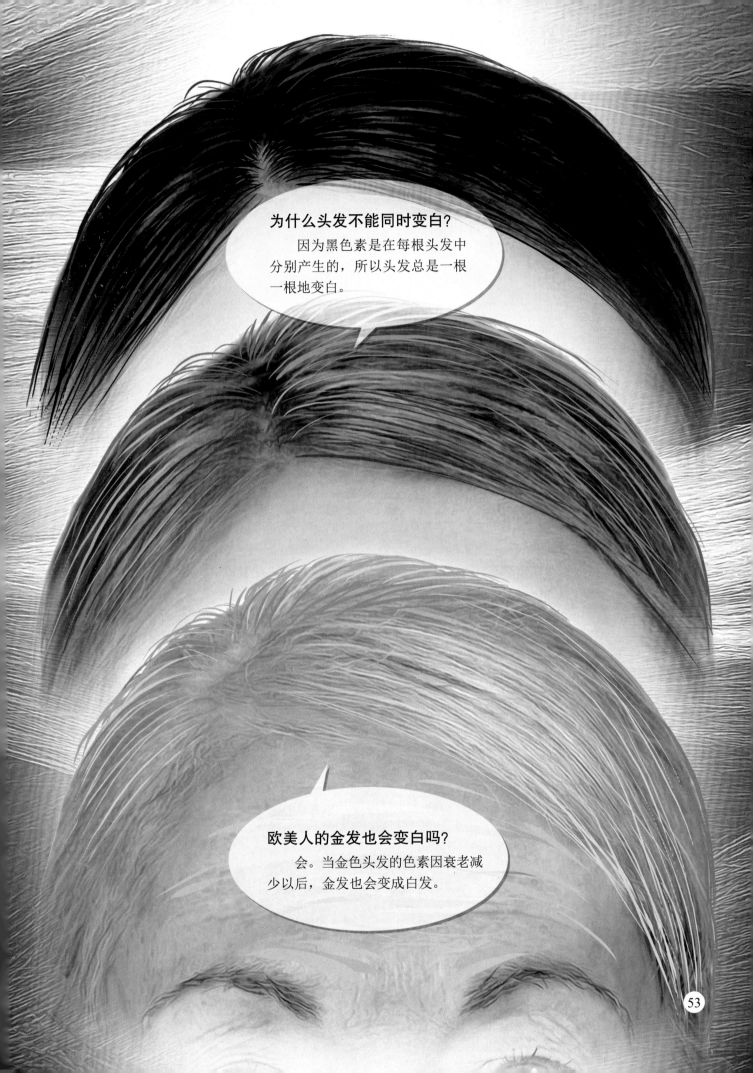

为什么头发不能同时变白?

因为黑色素是在每根头发中分别产生的,所以头发总是一根一根地变白。

欧美人的金发也会变白吗?

会。当金色头发的色素因衰老减少以后,金发也会变成白发。

53

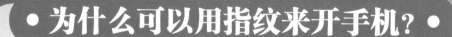

为什么可以用指纹来开手机？

指纹是我们手指上形成的纹路，每个人都有指纹，但是每个人的指纹都不一样。我们将自己的指纹信息储存在手机里，使用指纹开手机时，只要用手指划过屏幕，手机就会快速识别和采集指纹信息，自动开机。

我们手上为什么会长指纹？

因为指纹能使手在接触物件时增加摩擦力。

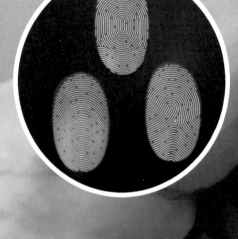

在中国人的指纹中，大约90%都是斗形纹和箕形纹。

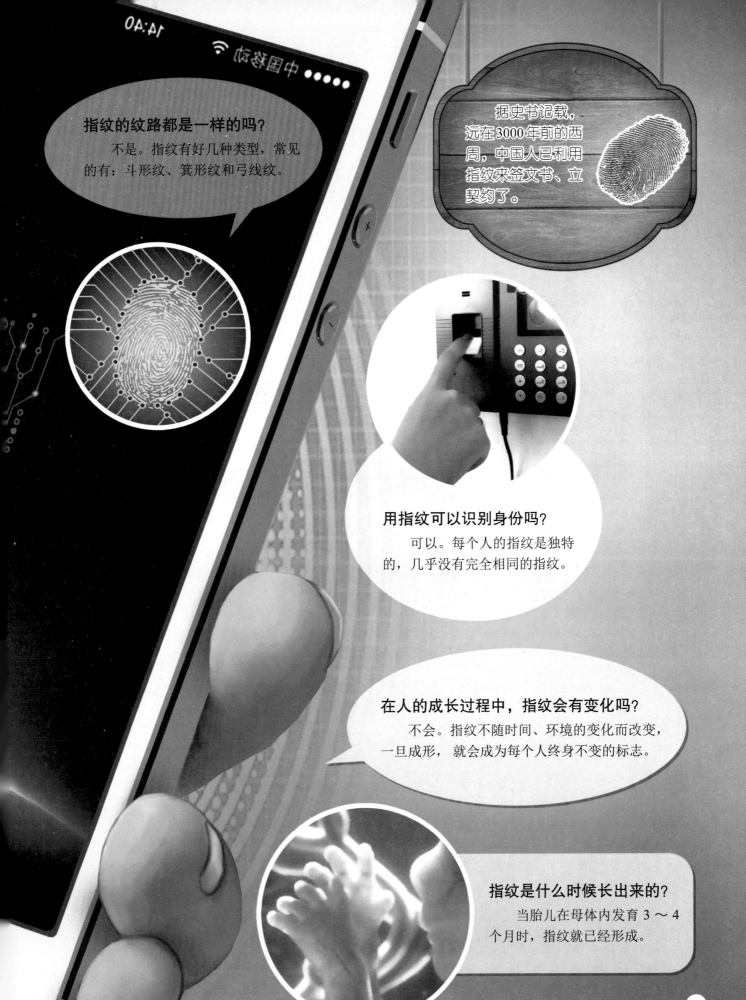

指纹的纹路都是一样的吗？

不是。指纹有好几种类型，常见的有：斗形纹、箕形纹和弓线纹。

据史书记载，远在3000年前的西周，中国人已利用指纹来签文书、立契约了。

用指纹可以识别身份吗？

可以。每个人的指纹是独特的，几乎没有完全相同的指纹。

在人的成长过程中，指纹会有变化吗？

不会。指纹不随时间、环境的变化而改变，一旦成形，就会成为每个人终身不变的标志。

指纹是什么时候长出来的？

当胎儿在母体内发育3～4个月时，指纹就已经形成。

为什么肚子饿了会咕咕叫？

在我们肚子饿的时候，会听到肚子发出一阵"咕咕"的叫声。那是因为胃里的食物被消化干净了，胃液却继续在分泌。当胃收缩时，胃液被挤来挤去，就发出了"咕咕"声。

夏天睡觉为什么要盖肚子？
因为肚子容易受凉，一旦着凉，就会肚子痛。

为什么饿过头了反而不想吃东西？
因为饥饿收缩是周期性的，胃收缩停止后，饥饿的感觉也就消失了。

为什么人夏天容易拉肚子？
因为夏天是细菌和寄生虫大量繁殖的季节，饭菜、水果等更容易变质。吃了这些变质的食物，就容易拉肚子。

肚子里为什么会长蛔虫？

　　如果人吃了带有蛔虫卵的食物，肚子里就会长蛔虫。

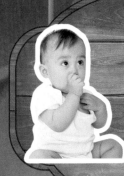

肚子刚刚饿时，只会有种不舒服的感觉；等到饿得相当厉害时，肚子才会发出咕咕的叫声。

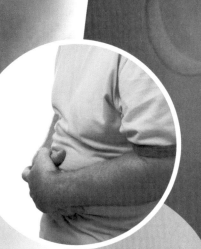

肚子饿了，会一直咕咕叫吗？

　　不会。胃的收缩只会持续 30 分钟左右。胃不动了，肚子也就不叫了。

在饥饿时，胃的强烈收缩只延续 30 分钟左右。

胃里的食物是怎么消化的?

食物进入嘴巴以后，牙齿会对食物进行咀嚼，然后食物会经过咽部和食管进入胃里。胃再把食物搅拌成更细小的部分，送进小肠。食物中的营养被小肠吸收后，剩余的残渣会进入大肠，最后通过肛门排出体外。

为什么早晨喝粥对胃比较好?

我们胃里的食物经过一夜的消化，基本上没有了。早晨喝粥，更有助于胃进行消化。

为什么要少吃刺激性的食物?

因为刺激性的食物会刺激胃黏膜，对胃造成伤害。

一般成人的胃，大约可以容纳 3 千克食物。

饮食不规律对胃有伤害吗?

有。饮食不规律会影响胃的正常功能。

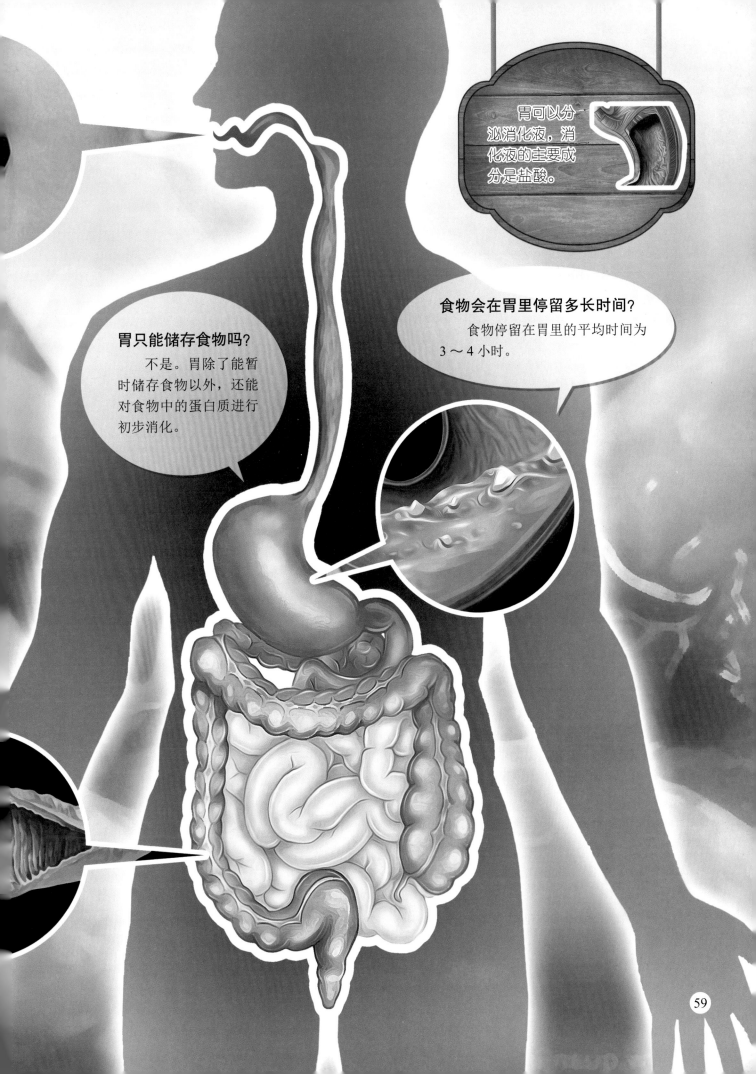

胃可以分泌消化液，消化液的主要成分是盐酸。

胃只能储存食物吗？

不是。胃除了能暂时储存食物以外，还能对食物中的蛋白质进行初步消化。

食物会在胃里停留多长时间？

食物停留在胃里的平均时间为3～4小时。

人为什么会放屁？

我们吃东西的时候，会同时把一些空气咽进肚子里。其中的一部分空气会和食物一起进入大肠，大肠内的细菌分解食物后，会产生一些气体，这些随着肛门排出的气体就是屁。

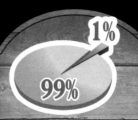

屁的成分中99%是无味的物质，1%是有臭味的物质。

为什么红薯吃多了容易放屁？
因为红薯含有很多淀粉，消化后容易在胃肠道内产生气体。

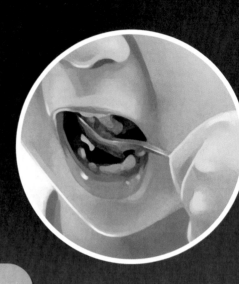

屁是由什么组成的呢？
屁的主要来源是随食物一起咽进肚子里的空气。

每个人都会放屁吗？
正常人每天都会放屁 10 ～ 15 次，大约共排出 500 毫升的气体。

婴儿出生 10 秒钟后必须放屁。

为什么放屁会发出响声？
身体中的气体，从紧绷的肛门喷出时一般会发出响声。

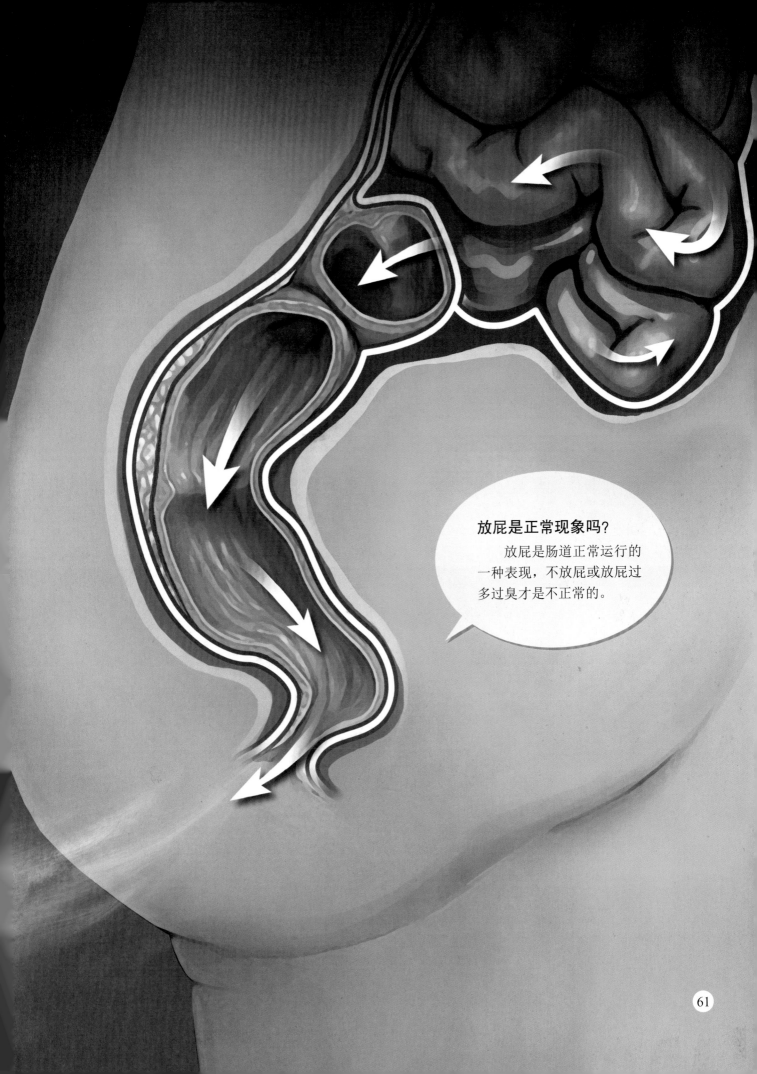

放屁是正常现象吗？

放屁是肠道正常运行的一种表现，不放屁或放屁过多过臭才是不正常的。

● 为什么一感冒鼻子就不灵了？●

鼻子是人的嗅觉器官，里面分布着许多嗅觉细胞。当人感冒的时候，会引起鼻黏膜发炎肿胀，嗅觉细胞受到鼻黏膜的堵塞，鼻子就不灵了。

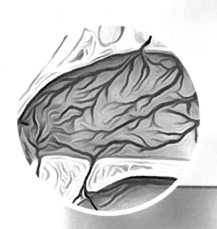

鼻子为什么容易出血？

因为鼻子里有许多血管，它们位于很浅的表面，会因为碰伤、挖鼻、过分干燥而出血。

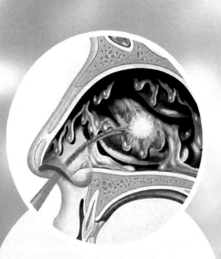

鼻涕有什么用处？

鼻涕能湿润鼻孔，防止鼻黏膜干燥出血，还能粘住灰尘、细菌等。

鼻子里为什么有鼻涕?
　　因为鼻孔里有一层很厚的黏膜，鼻涕是从黏膜里产生出来的。

鼻子是呼吸道的起始部分，是气体进出的门户，也是重要的嗅觉器官。

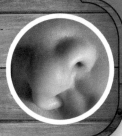

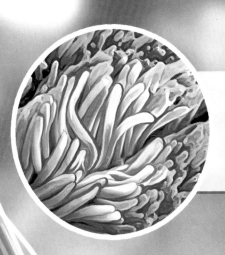

为什么鼻子能闻到周围的气味?
　　因为鼻子里有许多嗅觉细胞，所以可以闻到周围的气味。

为什么吃药时不要捏鼻子?
　　因为捏住鼻子吃药，药物很可能会随着吸入的气体进入气管。

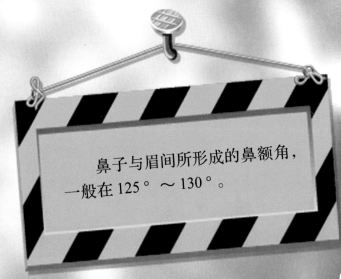

鼻子与眉间所形成的鼻额角，一般在 125°～130°。

人为什么会生病?

人体是由无数个细胞组成的，这些细胞构成了不同的组织和系统。当人体给细胞提供了足够的营养时，人体才能健康成长。如果不能给细胞提供正常的生长环境，细胞无法自我修复，人就会生病。

疾病怎么分类?

疾病可分为传染性疾病和非传染性疾病。

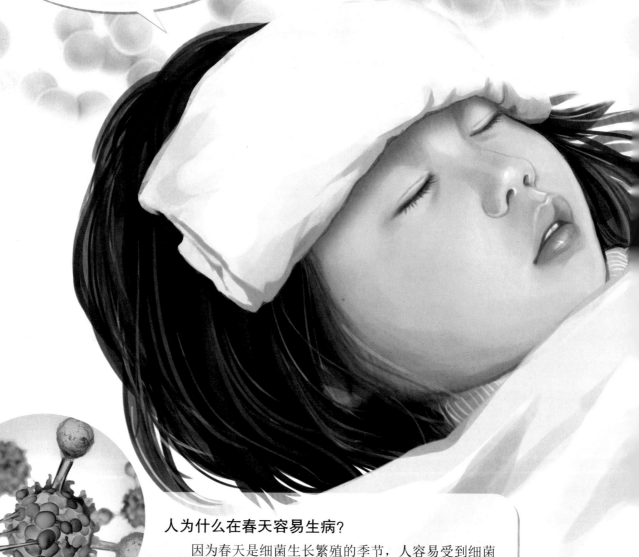

人为什么在春天容易生病?

因为春天是细菌生长繁殖的季节，人容易受到细菌感染，且天气忽冷忽热，人难以适应，就容易生病。

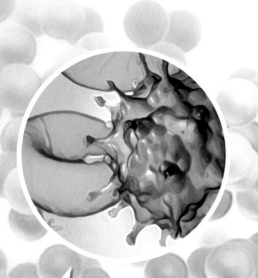

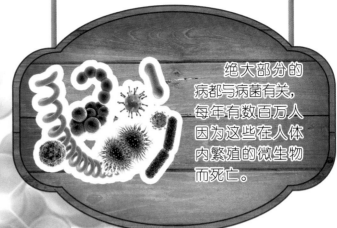

绝大部分的病都与病菌有关，每年有数百万人因为这些在人体内繁殖的微生物而死亡。

身体着凉了为什么会容易生病？

因为身体受凉后，免疫细胞会去应付身体的不适，病毒细胞趁机侵入，人就生病了。

人生病时为什么容易发烧？

因为细菌和病毒进入身体后，血液里的白细胞与它们对抗，就会刺激人体发烧。

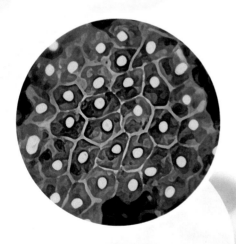

什么是遗传病？

遗传病是指人的遗传物质发生了改变而导致的一类疾病。

全球平均每8个死亡病例中，就有1人死于癌症。

为什么要打预防针？

每个小孩子出生后，都要打预防针。预防针所注射的疫苗其实是一种病毒，它可以使人体内产生对这种病毒的抗体。这样，当人体再遇到此类病毒的入侵时，抗体就能迅速地灭掉病毒，达到预防疾病的目的。

为什么每个孩子都应该打疫苗？

因为接种疫苗是预防传染病最经济、最有效的手段，只要没有禁忌症，能打的疫苗都应该打。

预防针可以补打吗？

如果因生病漏打了预防针，可以等病好后补打预防针。

疫苗接种部位在哪里？

疫苗大部分接种在胳膊上，有的也会接种在屁股上。